ÉTUDE HISTORIQUE

DE LA

MÉDECINE

ET DES

MÉDECINS DE ROUEN

AUX XVIIe ET XVIIIe SIÈCLES.

DISCOURS PRONONCÉ A LA SÉANCE DE RENTRÉE DES COURS D'ENSEIGNEMENT SUPÉRIEUR DE LA VILLE DE ROUEN

PAR E. LEUDET,

PROFESSEUR TITULAIRE DE CLINIQUE MÉDICALE A L'ÉCOLE DE MÉDECINE,
MÉDECIN EN CHEF A L'HOTEL-DIEU.

EXTRAIT DES JOURNAUX DE ROUEN.

ROUEN
IMPRIMERIE H. RIVOIRE ET COMPAGNIE,
Rue Saint-Etienne-des-Tonneliers, 1er.

1858.

ÉTUDE HISTORIQUE DE LA MÉDECINE

ET DES MÉDECINS DE ROUEN

AUX XVIIe ET XVIIIe SIÈCLES.

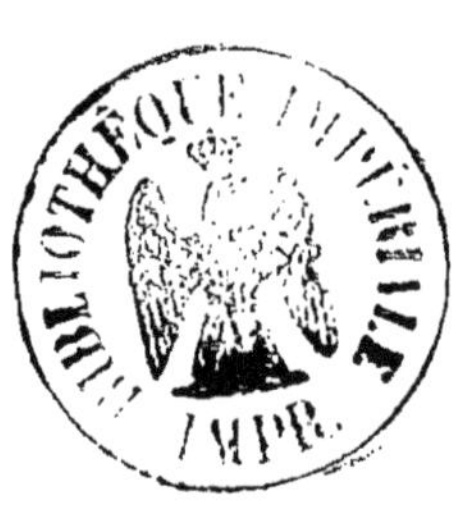

Rouen. — Imp. de H. RIVOIRE et Ce, rue Saint-Étienne-des-Tonneliers, 1.

ÉTUDE HISTORIQUE

DE LA

MÉDECINE

ET DES

MÉDECINS DE ROUEN

AUX XVIIe ET XVIIIe SIÈCLES.

DISCOURS PRONONCÉ A LA SÉANCE DE RENTRÉE DES COURS D'ENSEIGNEMENT SUPÉRIEUR DE LA VILLE DE ROUEN

PAR E. LEUDET,

PROFESSEUR TITULAIRE DE CLINIQUE MÉDICALE A L'ÉCOLE DE MÉDECINE, MÉDECIN EN CHEF A L'HOTEL-DIEU.

MESSIEURS,

Le souvenir des temps passés, l'étude rétrospective des institutions et des hommes qui nous ont devancés dans la carrière et ont illustré la profession que nous exerçons, élève et stimule l'esprit. La contemplation de leurs œuvres, l'histoire de leur vie nous apprennent ce que la science qu'ils nous ont transmise leur a coûté de luttes et de veilles à établir ; en outre, jeunes gens, ils peuvent vous être fournis en modèles à suivre, soit à ceux d'entre vous auxquels est réservé l'illustre privilége d'agrandir et d'augmenter les conquêtes scientifiques de nos prédécesseurs, soit à ceux qui ne peuvent aspirer qu'au but modeste et utile de secourir leurs semblables et d'exercer la profession à laquelle vous avez voué votre vie.

En effet, messieurs, à côté de quelques natures d'élite, marquées du sceau du génie, et dont le nom est gravé dans le souvenir de nos populations, j'ai voulu vous rappeler d'autres médecins, plus modestes, exclusivement voués à la pratique et dont le labeur n'a pas été sans profit pour l'humanité. Leur qualité de compatriotes, d'hommes nés sur le sol que vous habitez, ou de travailleurs nés dans d'autres parties de la France et devenus par leurs travaux les enfans d'adoption de notre ville, ne doit-elle pas me faire espérer que cette étude rétrospective des œuvres des médecins de Rouen ne sera pas sans intérêt pour quelques-uns de mes auditeurs. Le défaut de renseignemens sur les siècles éloignés m'a fait limiter mes recherches au XVIIe et au XVIIIe siècles ; j'ai évité à dessein de vous entretenir du XIXe, de traiter l'histoire contemporaine, car j'aurais eu à parler d'hommes et de choses que vous connaissez déjà, d'hommes surtout dont la tombe est à peine close et dont le nom n'appartient pas encore à l'histoire.

Dans ces deux siècles, l'organisation de la médecine différait assez de son institution actuelle pour que j'aie besoin de vous en dire quelques mots. D'ailleurs, les hommes empruntent trop souvent de leur personnalité au milieu dans lequel ils ont vécu pour que j'aie cru inutile de vous en tracer un court exposé.

La France des XVIIe et XVIIIe siècles, divisée en provinces et en gouvernemens, présentait, au point de vue scientifique, ce même système de décentralisation qui a persisté jusqu'à la première révolution et a fait place au grand système unitaire établi sur des bases si larges et si générales par l'Empereur Napoléon Ier, lors de l'établissement de l'Université de France ; aussi quelques facultés n'étaient pas, comme aujourd'hui, investies du droit exclusif de conférer le grade autorisant l'exercice supérieur de la médecine ou de la chirurgie. Le système d'alors était celui que nous retrouvons encore aujourd'hui dans beaucoup d'Etats de l'Europe, une indépendance absolue des corps enseignant et des corps conférant le droit d'exercice dans chaque province. La ville de Rouen possédait alors un collége des médecins dont l'histoire intéressante a été publiée par notre savant confrère, M. Avenel, dans le livre duquel nous avons puisé d'utiles renseignemens. A côté de ce collége médical, existait un collége de chirurgiens, le collége de Saint-Côme de Rouen régulièrement institué au XVIIIe siècle.

Le collége des médecins qui exista pendant les deux siècles que nous étudions ici, ne fut dissous qu'au commencement de la révolution française; ses statuts ont emprunté à cette époque ses formules religieuses. « *Medicinam creavit altissimus* », telle est la devise du cachet de la corporation entourant l'effigie de saint Luc, patron des médecins; respect des traditions médicales, tel est encore l'esprit de cette institution, aussi un des statuts portait-il que le récipiendaire prêterait serment de suivre dans sa pratique les préceptes transmis par le grand Hippocrate. Cet article des statuts n'était pas une lettre morte, un ancien article oublié ou dont l'exécution était tombée en désuétude; plusieurs fois le collége eut à rappeler à son observation des récipiendaires trop novateurs, assez hardis pour soutenir l'opinion de Van Helmont, contre celle de Galien, ou de prétendre que l'eau et l'air ne sont pas des élémens. Cependant, l'esprit d'immobilité scientifique de cette institution se modifia peu à peu dans le XVIIIe siècle, et il était difficile qu'il en fût autrement au contact des orages scientifiques appuyés de la justice séculière qui éclataient dans la faculté de Paris parmi les docteurs régens de cette école.

Le collége des médecins jouissait de prérogatives nombreuses que nous pourrions lui envier; outre la collation des grades, il surveillait encore l'exercice illégal de la médecine et réunissait en une corporation les médecins de la prévôté. Singulier mélange d'esprit patriarcal et d'amour de discussion, de critique et de procédure; en effet, les membres du collége, dans leurs réunions du commencement de l'année, s'informaient presque fraternellement de leur santé mutuelle; se réunissaient dans un festin, et célébraient au pied des autels la fête de saint Luc. Malheureusement, cette union n'était pas constante; l'aigreur reparaissait dans les luttes du collége contre les autres corporations et même dans les rivalités des médecins les uns contre les autres. N'allez pas croire que la science et l'humanité fussent le seul motif de ces discussions, plus souvent les combattans invoquaient la décision de la magistrature dans les questions d'étiquette ou d'avantages pécuniaires. Aussi, messieurs, serez-vous peu étonnés du nombre des procès soutenus par la corporation ; quelques-uns nous passionneraient peut-être encore si nous étions armés de prérogatives semblables, et ne pourrait-on pas taxer presque d'actualité le reproche adressé par le collége aux pharmaciens, de se livrer à l'exercice illégal de la médecine. Cette autorité souveraine fut parfois exercée d'une manière despotique, surtout envers la chirurgie, cette servante de la médecine (*ancilla medicinæ*) comme on le disait alors ; aussi, vers la fin du XVIIIe siècle, les chirurgiens étaient-ils en opposition ouverte triomphante avec les médecins, ou plutôt ils les battaient loyalement avec leurs propres armes, réunissant les connaissances et les grades de docteur en médecine et de maître en chirurgie.

Constitué dans le but de conférer le droit d'exercice, le collége des médecins paraît avoir plutôt exercé ce droit que cherché à créer des élèves, à répandre les bienfaits de l'éducation médicale, différent en cela de nos écoles actuelles, dont le but principal est la diffusion des connaissances de l'art de guérir. Les aspirans à l'honneur de l'agrégation au collége, après avoir puisé les sources de l'instruction dans d'autres écoles, étaient astreints de présenter un diplôme de docteur en médecine d'une faculté célèbre et d'avoir exercé préalablement dans une localité de moindre importance. Vous vous demandez sans doute qu'elles etaient ces facultés célèbres ; le collége semblait unanimement accorder ce titre à celle de Caen, un peu moins peut-être à celle de Paris, sans doute par préjugé de localité ; mais personne aujourd'hui n'hésiterait, comme le collége, à refuser le titre de célèbre à la faculté de Pont-à-Mousson. L'impétrant était alors admis à plusieurs ordres d'epreuves dont les plus importantes étaient une série de questions sur la pathologie. N'allez pas croire qu'on leur demandât, comme de nos jours, à quels signes on reconnaît telle maladie ? — Nullement. Un des juges exposait une série de symptômes morbides, demandait au candidat le nom de la maladie et le traitement qu'il convenait de lui appliquer ; puis, dans un jour solennel et dans la salle des séances, devant une assemblée choisie, composée des notabilités de la ville, les membres du collége argumentaient publiquement une thèse imprimée, composée par le candidat sur un ou plusieurs sujets proposés par la corporation. Les sujets de ces thèses sont consignés dans les mémoires du collége des médecins, ils nous intéressent surtout en ce qu'ils reflètent fidèlement les modifications survenues dans les théories médicales de ces deux siècles; vous allez en juger.

En 1670, Ferdinand Mendez traita les questions suivantes : « La guérison des écrouelles par une main royale est naturelle. « Il faut réformer cette assertion d'Hippocrate et de Galien : que « le feu, l'air, l'eau, la terre, sont des élémens, attendu qu'ils « sont des composés chimiques, comme le sel, le soufre et le « mercure. » — Ce sujet nous ramène aux époques de l'alchimie. Dans le siècle suivant, en 1734, la nature des sujets de thèse a bien changé, la médécine a pris plus de positivisme; ainsi, Duchauffour de Boisduval, qui soutint sa thèse à cette époque, traita de l'hydropisie du péricarde avec les polypes du cœur; vers la fin du XVIIIe siècle, les sujets de thèse sont presque tous de la thérapeutique. La thèse était le plus souvent soutenue de manière à permettre au collége de prononcer la réception du candidat; cependant, l'admission n'avait pas toujours lieu sans restriction; ainsi le collége, non satisfait de la thèse, ordonnait, en 1716, à J.-B. Henaut, que dans la pratique il ne suivrait pas le système des solides et des fluides, qu'il ne traiterait aucune maladie de conséquence sans l'avis d'un de ses collègues, pendant deux ans. D'autres fois, le candidat était refusé.

Là ne se bornaient pas les priviléges du collége des médecins, son président temporaire avait le droit de présider les examens des chirurgiens. Le collége était, en outre, autorisé à faire des cours de médecine et d'anatomie; ces derniers paraissent avoir été très-superficiels, et leur furent plus tard enlevés par Le Cat. Les médecins agrégés de Rouen étaient chargés de faire, à tour de rôle, un service mensuel dans le bureau des valides qui, avec l'Hôtel-Dieu, remplaça les huit hôpitaux anciennement existant à Rouen.

Une autre corporation puissante fut celle des chirurgiens, nommée collége de Saint-Côme-de-Rouen ; elle exista dans notre ville avant l'édit de 1723, qui institua ces corporations dans toutes les grandes villes de France. Les statuts de ce collége, dont un exemplaire existe encore à la municipalité de Rouen, datent de 1762, ils n'ont pas reçu le même degré de publicité que la collection des mémoires du collége des médecins. Le collége Saint-Côme avait le droit d'enseignement et de collation de grades au nombre de deux : la maîtrise qui donnait le droit d'exercice dans la ville et ses faubourgs, puis un deuxième ordre de chirurgiens reçus par « la légère expérience » et ayant l'autorisation de pratiquer la chirurgie dans les petites villes, bourgs ou villages dépendant du bailliage de Rouen. Le collége Saint-Côme recevait, en outre, des sages-femmes. Les épreuves auxquelles étaient soumis les candidats à la maîtrise étaient de nature à permettre de s'assurer de la capacité du candidat; ainsi il avait à faire plusieurs épreuves d'anatomie, des opérations sur le cadavre, sur la saignée; enfin, à subir des interrogatoires sur les médicamens et la pratique. Les prévôts de la compagnie jouissaient du droit d'enseigner cette science. Nous verrons plus loin que Le Cat absorba seul, par sa merveilleuse activité, les cours qui devaient être professés par cinq démonstrateurs royaux de chirurgie. Le collége Saint-Côme avait pour président le lieutenant du chirurgien du roi, qui bénéficiait d'un traitement de 1,200 livres, prélevé sur les octrois de la ville et des marchands.

La corporation des chirurgiens ne jouissait pas des honneurs attribués aux médecins. L'organisation de la médecine était depuis longtemps accomplie; celle de la chirurgie ne date que du milieu du XVIIIe siècle; la pratique des opérations cessa d'être confondue alors avec la barberie, et les praticiens furent astreints de faire preuve d'une éducation littéraire première. En effet, une ordonnance du roi Louis XV séparait entièrement l'exercice de la barberie du corps des chirurgiens, et ordonnait que ceux qui se destinaient à l'art de la chirurgie ne pourraient, à l'avenir, être reçus maîtres s'ils n'avaient obtenu le grade de maître ès arts. Singulier rapprochement, messieurs; vous savez déjà que, cette année même, notre illustre compatriote, S. Exc. M. le ministre de l'instruction publique, a pris de nouvelles mesures destinées à rendre plus solides les études littéraires préliminaires à celles de la médecine; et, il y a plus d'un siècle, le roi Louis XV avait également recours à ce même moyen pour rehausser l'honneur et la dignité de la pratique chirurgicale. Cet enseignement, tiré de l'histoire médicale de notre pays, ne prouve-t-il pas l'utilité de la mesure nouvelle à laquelle je fais allusion, et que réclamaient, d'ailleurs, dans l'intérêt de la médecine, les hommes les plus compétens de notre époque.

A côté de l'enseignement dévolu aux deux colléges, notre ville en fonda plusieurs autres : celui des accouchemens, professé sur la porte Bouvreuil, jusqu'à l'époque de la révolution; un cours de chimie appliquée à l'histoire naturelle; enfin un cours de botanique, professé dans le siècle dernier par Pinard, Savigny et Gosseaume. Ces deux chaires font partie aujourd'hui de l'école préparatoire à l'enseignement supérieur des sciences et des lettres.

Cet exposé suffit pour vous montrer, messieurs, que la ville de Rouen a toujours rempli dignement ses devoirs envers ses administrés. Ajoutons que notre municipalité continue et développe les moyens d'instruction mis à la disposition des élèves. Aujourd'hui encore, Rouen contribue largement aux frais des institutions d'enseignement supérieur et surtout de celle dont j'ai l'honneur d'être ici l'interprète. Les siècles passés sont là pour démontrer que notre ville n'a pas ensemencé en vain le champ de la science; nos prédécesseurs ont su recueillir les fruits, c'est à nous, mes chers collègues, à vous, messieurs les élèves, à prouver encore que nous n'avons pas démérité de nos prédécesseurs.

Le XVIIe siècle vit naître presque parmi nous un homme dont notre pays a droit de s'enorguillir, cet homme c'était Jean Pecquet, qui naquit à Dieppe vers 1622. Jeune encore, pendant le cours de ses études à la faculté de Montpellier, il découvrit la route que suit le chyle pour se rendre des chylifères intestinaux dans le canal thoracique et dans la veine sous-clavière. Cette découverte importante mettait le complément à celle d'Harvey, sur la circulation du sang, et créait la physiologie. On comprit alors le rôle de l'alimentation dans la rénovation du sang; aussi ses contemporains reconnaissans donnèrent-ils au renflement inférieur du canal thoracique le nom de citerne ou de réservoir de Pecquet, dénomination sous laquelle nous le connaissons encore aujourd'hui. Manière noble d'honorer le savant, et bien supérieure, messieurs, à la vaine gloriole de certains voyageurs qui imposent leur nom à une île qu'ils découvrent et dont ils maltraitent et détruisent souvent la population, tandis que, dans nos découvertes pacifiques, chaque progrès, chaque honneur indique une conquête profitable à l'humanité. Cependant, comme celle d'Harvey, la découverte de Pecquet ne manqua pas de contradicteurs, et un médecin estimé de notre ville, Henault, crut devoir publier un livre assez singulier pour que je ne puisse résister au désir de vous le citer. Ce livre est intitulé: « *Bouclier destiné à briser et à repousser les traits lancés contre le cœur* « *de Pecquet, par son collègue Le Noble.* (*Clipeus quo tela in Pecquet,*

« cor, a clarissimo viro Le Noble collega suo conjecta infringuntur et « eluduntur. Rothomagensi, 1665.) » Ce Henault paraît avoir eu, du reste, le secret des titres merveilleux, car il est l'auteur d'un autre ouvrage intitulé : *Triomphe de la médecine*, qui fut publié à Rouen en 1663.

Les siècles sont avares d'hommes de génie comme celui que nous venons de citer. Le XVIIe ne dota pas Rouen d'une illustration égale à celle de Pecquet; cependant, notre ville compta à cette époque au nombre des membres de son collége des médecins, Marin Le Pigny, docteur en théologie et en médecine, conseiller-aumônier du roi, prédicateur ordinaire du roi Henri III, chanoine, archidiacre du Grand-Caux, et vicaire général du diocèse de Rouen. Ce prêtre distingué et modeste, refusa les honneurs de l'épiscopat; le clergé du diocèse lui manifesta sa confiance et sa vénération en le nommant, à plusieurs reprises, député du clergé aux Etats généraux de Normandie, et son souverain lui confia une mission importante à Rome, auprès du pape Léon XI. Sans prendre une part active à l'exercice de notre profession, Le Pigny en fut un des protecteurs les plus éclairés.

Les mémoires du temps nous font connaître peu de médecins dont le nom appartienne à l'histoire; deux hommes nés dans notre ville ont échappé à l'oubli, c'est Guy de la Brosse et Lemery. Guy de la Brosse, médecin ordinaire du roi Louis XIII, donna au roi le terrain sur lequel fut institué le Jardin des Plantes de Paris, dont il devint le premier intendant; il a donc mérité la reconnaissance de notre pays par l'établissement d'une institution que la France montre avec orgueil.

Lemery, apothicaire du roi, né également à Rouen, publia à la fin du XVIIe siècle un cours de chimie, contenant la manière de faire les opérations qui sont en usage dans la médecine par une méthode facile; ce livre, oublié actuellement, n'a du reste guère contribué aux progrès de la science.

Le XVIIIe siècle a vu pratiquer dans notre ville plusieurs hommes dont le nom est demeuré gravé dans la mémoire de nos concitoyens; vous avez ous nommé Le Cat, Lepecq de la Cloture, puis à côté d'eux, David, Pinard, Pillore ; celui qui a joué dans notre ville le rôle le plus important est sans contredit Le Cat ; aussi entrerai-je dans quelques détails sur sa pratique, son caractère et ses nombreux écrits.

Le Cat était né en Picardie au commencement du XVIIe siècle; dans sa jeunesse il voulut se consacrer à l'état ecclésiastique, mais ses parens le détournèrent de ce projet; il embrassa alors l'étude de la chirurgie, en apprit les premiers élémens d'un sien parent, maître en chirurgie, puis vint les continuer à Paris. Avant d'avoir terminé ses études il fut attiré dans notre ville par Mg^{r} de Tresson, archevêque de Rouen; cet éminent prélat, appréciant déjà tout le mérite du jeune chirurgien, l'attacha à sa personne comme chirurgien et médecin; en 1732, Le Cat, comprenant que l'étude de la chirurgie est inséparable de celle de la médecine, va à Reims prendre le bonnet de docteur; sûr d'avance du succès, il obtient que la survivance à la place de chirurgien-major de l'Hôtel-Dieu de Rouen soit mise au concours; après avoir subi les épreuves, il fut nommé, en 1733, chirurgien de l'Hôtel-Dieu, s'établit à Rouen, et en 1734 est reçu maître en chirurgie. Déjà l'année précédente il avait débuté dans les luttes qu'il aimait tant à soutenir, en concourant pour un des prix de l'académie royale de chirurgie de Paris; il n'obtint que l'accessit, mais depuis il remporta constamment tous les prix de cette illustre compagnie jusqu'en 1738. A cette époque il fut pour ainsi dire exclu du concours par la demande qui lui fut adressée par l'académie de ne plus se présenter, son nom écartant toutes les autres candidatures. Le Cat était trop vieux concurrent pour ne pas rentrer dans la lice malgré tout ce que cette démarche de l'académie de chirurgie pouvait avoir de très-honorable pour lui; en 1755 il concourt de nouveau sous un nom emprunté, et son mémoire est encore couronné. Les arènes scientifiques de la France étaient trop étroites pour ce lutteur ardent; il concourt, et toujours avec le même succès, pour les prix de l'académie de Berlin, qui ajoute, aux honneurs de la couronne qu'elle lui décerne, celui de membre correspondant de ce corps savant. C'était là déjà des titres sérieux à la considération des Rouennais; cependant le chirurgien s'en rendait encore digne, en déployant sur une autre scène une immense activité.

Presque à son arrivée à Rouen, à peine reçu maître en chirurgie sans l'autorisation du collége des médecins, Le Cat commence des cours d'anatomie et de chirurgie. Les affiches annonçant l'ouverture de cet enseignement sont placardées dans les carrefours de la ville, fait que les procès-verbaux du collége des médecins constate avec indignation, la corporation médicale, offensée, ne se borne pas à cette explosion de colère, elle assigne Le Cat devant elle; ce dernier fait défaut, bien entendu. Le collége des médecins en appelle à la magistrature et réclame contre la violation de ses droits. Le Cat, protégé par Maréchal, chirurgien du roi, répond que le collége des médecins a le droit, il est vrai, de professer l'anatomie, mais qu'il n'en a pas usé depuis vingt ans, et laisse entendre que, d'ailleurs, ses membres en sont incapables. Vous vous attendez, sans doute, à des procès nombreux des médecins, qui n'étaient pas à beaucoup près avares de cet argument peu scientifique? Nullement, les procès-verbaux du collége des médecins ne mentionnent plus l'affaire et nous savons d'autre part que la lutte était terminée à l'avantage du chirurgien. Tout n'était pas fini. Les chirurgiens réclamèrent contre la violation des priviléges de leur collége par un de ses membres; suivant l'édit royal, la chirurgie devait être professée par cinq démonstrateurs royaux. Le collége réclamait contre l'absorption de son privilége par Le Cat, passez moi le mot qui n'est pas de l'époque, contre le cumul. Les archives de notre mairie possèdent encore quelques-unes des réponses curieuses de Le Cat à cet égard; elles sont vives et même parfois insolentes. « Vous devez, disait-il, professer chacun trois années, « mais c'est à peine si trois années suffisent pour former un « professeur. » En outre, il donnait comme preuve de la supériorité de son enseignement, l'affluence à ses leçons, car nous oublions de dire qu'il avait commencé son cours avant la solution du débat. Ces cours, une fois autorisés, Le Cat ne sut où les établir, l'emplacement lui manquait. Après quelques recherches, il fixa ses leçons d'anatomie sur le dessus de la porte Bouvreuil; mais alors réclamation des habitans du quartier, qui prétendaient que les élèves de M. Le Cat souillaient leurs demeures de débris de cadavres et de cheveux, et que la porte Bouvreuil, sur le dessus de laquelle étaient renfermés quelquefois jusqu'à sept cadavres, exhalait une odeur infecte.

Des obstacles aussi nombreux, loin de ralentir le zèle du professeur, semblèrent au contraire le stimuler chaque jour davantage; il ne se borna pas à des cours de chirurgie, d'anatomie, il fit encore des cours publics de physique expérimentale et de physiologie. L'affluence des auditeurs qui se pressa à ses leçons dut le récompenser amplement de son zèle. « Ces cours, nous « dit-il lui-même, étaient pour la ville de Rouen une nouveauté

« qui parut affecter tous les citoyens. Outre les gens de l'art, « des curieux de la nature de tous les états vinrent en foule « remplir mon amphithéâtre. Le beau sexe même, dont les « grâces sont le domaine général, — c'est toujours Le Cat qui « parle, — mais dont le génie, malgré le préjugé, est aussi ca- « pable de grandes choses, est aussi puissant que les charmes, « honora mes démonstrations de son empressement à les en- « tendre dans une tribune munie des précautions dues à la dé- « cence et à la délicatesse. » Ces cours nombreux furent gratuits pendant dix années, et même cette condition d'absence de salaire pour le professeur était inscrite dans les lettres patentes du roi, qui autorisaient l'établissement d'une école d'anatomie à Rouen, et nommaient Le Cat pour la diriger. Peu de temps après la ville voulut, comme le parlement, récompenser l'illustre professeur : on lui accorda 600 livres annuellement ; en 1746, dans le cours de la même année, son traitement fut porté à 1,200, enfin, successivement, il fut élevé à 1,800, 3,800, enfin 5,200 livres de rente, prélevées sur les deux octrois de la ville.

L'exposition orale n'était pas le seul genre de publicité auquel Le Cat eut recours; le nombre des ouvrages qu'il a publiés est très-considérable. Les uns sont didactiques, comme son *Traité d'Ostéologie*, etc.; d'autres sont des ouvrages de polémique, enfin quelques-uns sont des œuvres inspirées par des circonstances du moment et accidentelles. Voulez-vous savoir la pensée, le but qui le guidait dans ses nombreux travaux? Il nous le dit lui-même et assez naïvement. (Pièces concernant l'opération de la taille, préface.) « L'auteur le plus désintéressé, le plus dévoué au « bien public a deux buts lorsqu'il travaille : le bien public et le « sien propre, soit honneur, soit profit. Celui qui ne le dit pas « le pense, ou c'est possible qu'il n'y pense pas; il est entraîné « par ce sentiment comme par l'instinct. Le public n'est pas dupe « de celui qui cache ce sentiment avec le plus d'art. C'est la con- « dition tacite avec laquelle il veut bien qu'on le serve, et elle « est très-juste. Quand un auteur a rempli ou cru remplir sa « première intention, le bien public (et l'on n'est pas malheu- « reux quand c'est là la première), il lui est permis de penser à la « seconde. » Peut-être pourrons-nous reprocher à Le Cat d'avoir, dans sa polémique surtout, un peu trop songé à son intérêt personnel.

Les œuvres de notre chirurgien ont presque toutes une tendance à l'universalité des connaissances; on peut se convaincre que cette impression est vraie quand on parcourt ses ouvrages. Le titre seul le prouve suffisamment. Les mémoires de l'Académie des sciences, belles-lettres et arts de Rouen, dont il fut le principal fondateur et le premier secrétaire pour les sciences, renferment un grand nombre de travaux sur des sujets très-variés. Formé par l'étude de la littérature de l'antiquité, il nous apprend lui-même qu'il avait traduit en vers le poëme si abstrait de Lucrèce; il nous donne comme spécimen de sa versification, un certain nombre de vers qui ne nous autorisent pas à le ranger au nombre des poëtes inspirés. La physiologie touche de si près aux sciences psychologiques et à la philosophie, que notre compatriote ne pouvait manquer de discuter dans ses œuvres physiologiques les grandes doctrines philosophiques de Newton, de Descartes. Nous devons dire, malgré notre incompétence sur ce sujet, que le critique philosophe demeure souvent au-dessous des hommes qui auraient dû être ses modèles. Ces ouvrages physiologiques ont le mérite néanmoins de chercher à résoudre les problèmes de la vie par les découvertes physiques et philosophiques de son temps, de tenir compte des vivisections. Le Cat appartenait donc déjà à cette école de physiologie expérimentale dont le drapeau est encore tenu d'une main si ferme par les élèves de l'école de Magendie.

Ces nombreux travaux furent le prélude d'autres plus sérieux en anatomie, en physiologie et en chirurgie. L'incendie de sa bibliothèque avait consumé un grand nombre de ses notes et de ses manuscrits. Le Cat se remet immédiatement à l'œuvre, réunit de nouveaux matériaux, et publie avec plus d'ardeur encore des livres de physiologie et de chirurgie ; son *Traité d'Ostéologie* n'est qu'un court résumé des leçons qu'il faisait à ses élèves de l'école d'anatomie de Rouen ; c'est une description assez sèche des parties de notre squelette. Cependant Le Cat ne limitait pas l'étude de l'anatomie à cette partie purement descriptive; il avait compris qu'elle n'était que le point de départ d'autres études plus délicates d'anatomie générale, de cette anatomie d'application médicale et chirurgicale. C'était là , messieurs, un grand progrès pour son époque, et beaucoup de nos contemporains ne méritent pas d'être qualifiés de progressistes à l'égal de Le Cat. Ecoutez comment il répond aux détracteurs de l'anatomie générale dans la préface de son *Traité des Sensations.* —

« L'illustre Fontenelle l'a dit avant nous : On traite volontiers « d'inutile ce qu'on ne sait pas et ce dont l'acquisition coûterait « beaucoup à l'esprit; c'est une espèce de vengeance, ajoute le « même auteur. L'anatomie fine est la plus épineuse et la plus « ignorée ; c'en est assez pour être regardée comme inutile, « même par des gens de l'art. Mais ceux qui pensent ainsi, igno- « rent sans doute que ce qu'ils affectent de mépriser est la plus « sublime anatomie, la partie transcendante de cette science ; « que c'est dans ces infiniment petits anatomiques que se pas- « sent les opérations les plus secrètes et les plus essentielles de « la machine ; que c'est là où résident les causes de la santé et « de la maladie, que le microscope, les préparations et les « autres inventions ingénieuses, en nous introduisant dans ce « sanctuaire de la nature, nous initient dans les plus grands de « ses mystères où nous devons être ses ministres ! ! ! » — Je m'arrête, ce passage vous permet de juger l'amour de Le Cat pour les progrès de la science ; aussi pour nous le rappeler encore d'une manière plus frappante, a-t-il fait dessiner dans les vignettes de plusieurs de ses ouvrages des microscopes, instrumens d'étude à peine employés alors et dont l'usage se vulgarise depuis quelques années seulement parmi les anatomistes et les médecins.

L'observation de la nature est proclamée par Le Cat comme la source principale de nos connaissances scientifiques ; malheureusement le chirurgien rouennais oublie trop souvent les règles sévères de l'étude pour recourir au rationalisme, aux hypothèses dans la solution des problèmes de physiologie ; aussi beaucoup de ses conclusions ne sauraient-elles être acceptées aujourd'hui. Dans ses discussions, l'argumentation est toujours séduisante, son talent d'écrivain brille, mais nulle part sa critique n'est plus acerbe que dans les ouvrages de polémique chirurgicale provoqués par la lutte prolongée qu'il soutint contre le célèbre frère Côme. Le Cat, lithotomiste pensionnaire de Rouen, avait décrit un nouveau procédé de taille qu'on a voulu dans ces derniers temps tirer de l'oubli ou plutôt, comme cela arrive si souvent à propos de procédés chirurgicaux, présenter comme neuf sous un nom nouveau. C'était ce procédé dont Le Cat soutint si vivement la supériorité sur l'instrument et la méthode de frère Côme, encore adoptée aujourd'hui. Cette question scientifique provoqua de part et d'autre de vives répliques, le chirurgien aussi bien que le savant religieux oublia trop souvent dans la discussion les règles de la modération scientifique. « M. Le Cat, disait frère Côme, en est encore aux épreuves meur-« trières après avoir taillé pendant dix-huit printemps ; voyons « maintenant si moins de victimes ont péri sous sa main ; plus « de la moitié de ceux qu'il a taillés périrent par l'opération... « Que M. Le Cat cesse donc d'étayer son appareil meurtrier... Il « est démontré à toute l'Europe que cet académicien a tué beau-« coup de ceux qu'il a osé tailler... S'il persiste dans sa méthode, « il continuera à tuer ses malades. » Enfin frère Côme accusait Le Cat de contradictions qu'il attribuait à un affaiblissement de son intelligence ; injure sanglante à laquelle tout auteur est naturellement sensible et qui devait provoquer toute la colère de notre chirurgien. Aussi répondait-il : « Pour que les juge-« mens, comme ceux que porte cet auteur, trouvent des appro-« bateurs, il faut qu'il y ait des lecteurs assez peu raisonnables « pour croire que Paris, l'Ile-de-France et la France entière sont « dans une disette si extrême de médecins et de chirurgiens « habiles et charitables, qu'un frère, lui apothicaire, qui se mêle « contre les règles de son ordre et contre les lois de l'Etat de ces « deux ordres de professions, devienne au milieu de Paris un « homme nécessaire, précieux, à qui on devrait dresser des « autels et des temples. » Puis, dans un chapitre de sa critique, il prend pour épigraphe ces mots connus :

Tantæ ne animis cœlestibus iræ.

Ces luttes scientifiques, Le Cat les aima, son naturel ardent lui faisait faire l'éloge « de ces discussions qui enfantent ces « momens heureux où le génie s'enflamme, prend l'essor et « devient créateur ; elles sont même capables de développer des « talens dans ceux qui en montrent le moins. Le feu ne sort-il « pas du choc des cailloux ? »

De nombreux enseignemens, des couronnes décernées par tous les corps académiques de l'Europe, des ouvrages traduits dans plusieurs langues avaient placé Le Cat au nombre des chirurgiens les plus connus de son siècle ; aussi jouissait-il d'une autorité immense dans notre ville, autorité qu'augmentait encore une pratique chirurgicale étendue à l'hôpital et en ville.

Des lettres de noblesse accordées en 1764 ajoutèrent un nouvel éclat au nom de ce savant, déjà honoré des titres les plus élevés dans la science. Le Cat était correspondant de l'académie royale des sciences, membre des académies de Londres, de Porto, de Madrid, de Berlin, des académies des Curieux de la Nature, de Saint-Pétersbourg, de l'institut de Bologne.

Il mourut comblé d'honneurs, mais dans une position de fortune si peu aisée, que la ville accorda un tiers de son traitement en pension viagère à sa veuve, tandis que les deux autres tiers étaient attribués à son successeur et gendre, Jean-Pierre David.

La mémoire de Le Cat n'est pas éteinte parmi nous, messieurs; son nom, inscrit sur une de nos rues, le rappelle encore à nos concitoyens, et enfin, depuis quelques années à peine, une table de marbre placée dans notre Hôtel-Dieu atteste les services qu'il a rendus à notre population. La ville de Rouen, le théâtre de sa gloire, est fière de le compter au nombre de ses plus illustres enfans d'adoption.

Le successeur de Le Cat, David (Jean-Pierre), était comme Le Cat, étranger à notre ville; né à Gex, en 1737, après avoir étudié à Lyon et à Paris, reçu maître en chirurgie à Paris, docteur en médecine à Reims, il fut appelé à Rouen par Le Cat, qui lui donna sa fille et le fit nommer son successeur. David avait été désigné à ce choix par des succès dans les concours, succès remportés dès l'âge de vingt-quatre ans. Son mémoire sur les contre-coups mérita un des prix de l'académie royale de chirurgie, et fut inséré dans le recueil des prix de cette compagnie. Comme son illustre prédécesseur, il se livra aux études physiologiques, et, par piété trop filiale peut-être, ne sut pas assez s'affranchir des idées de celui qui avait laissé dans Rouen un si grand souvenir. Les titres réels de David sont peu connus et méritent cependant d'être cités dans notre ville. Plus modeste que Le Cat, David avait déposé dans un petit ouvrage sur *les Effets du Mouvement et du Repos dans les Maladies chirurgicales*, des notions neuves et d'une vérité frappante, sur une maladie peu connue alors et qui porte encore aujourd'hui le nom d'un chirurgien anglais qui, plus heureux que notre compatriote, a vu son ouvrage échapper à l'oubli, le mal vertébral de Pott. Cependant, dans ces derniers temps, un homme dont personne ne récusera la compétence, M. le docteur Bouvier, de Paris, rendait justice à notre compatriote et prouvait que la description du mal vertébral faite par David était plus complète, plus conforme à la vérité que celle que donnait à la même époque l'illustre Percival Pott. Cette étude des maladies des os fut continuée par David dans un opuscule ayant pour titre : *Observations sur une*

Maladie des Os connue sous le nom de Nécrose. Le nom de David est encore attaché à un instrument destiné à lier les polypes. Ses ouvrages n'étaient que des essais, il en préparait un plus étendu sur la chirurgie quand il mourut, à Rouen, en 1784. Le nom de Jean-Pierre David, moins connu parmi nous que celui de son prédécesseur, mérite de ne pas être oublié; moins actif et moins ambitieux que Le Cat, David fut un chirurgien distingué.

Laumonier, qui succéda à David comme chirurgien de l'Hôtel-Dieu, n'a pas enrichi la science de publications nombreuses; cependant son nom se rattache à un autre genre de travaux qui a contribué à faire connaître l'école de Rouen, je veux parler de l'école de cire dont il fut le directeur et le fondateur. Les produits de cette école, les pièces anatomiques en cire ne comptent point, que nous le sachions, d'exemplaires dans notre ville, mais la faculté de Paris en possède plusieurs qui nous montrent encore que ces collections pouvaient rivaliser avec les célèbres musées de Florence et de Londres.

Dans le cours du XVIIIe siècle, Rouen avait vu naître ou pratiquer dans ses murs plusieurs chirurgiens dont le nom mérite d'être rappelé. Je citerai Jacques Daviel, né dans l'arrondissement de Bernay, qui fit ses premières études à Rouen et les termina à Paris. Son nom appartient à l'histoire d'une des plus brillantes opérations de la chirurgie moderne, l'opération de la cataracte par extraction. Sans en avoir le premier conçu l'idée, Daviel fut un des premiers à la pratiquer, à la décrire, et les instrumens dont il se servait offrent la plus grande analogie avec ceux que nous employons encore aujourd'hui. Je dois, avant de clore cette liste, citer plusieurs noms, celui de Pillore, qui s'est propagé avec honneur pendant plusieurs générations médicales. Pillore, le grand-père d'Henri Pillore, dont nous regrettons la perte encore récente, était élève de Le Cat. Le maître eut bientôt pour l'élève une si haute estime qu'il le chargea de l'aider dans ses opérations et même de le suppléer dans l'hôpital de notre ville. La grande personnalité de Le Cat absorba nécessairement le chirurgien éminent et ingénieux, qui ne pouvait figurer qu'en deuxième ligne; c'est sans doute pour cette raison que Pillore a peu écrit, cependant il était doué du caractère sagace et audacieux qui distingue le chirurgien d'élite. Pillore, un des premiers, osa ouvrir le ventre, pratiquer la gastrotomie pour sauver la vie d'un malade affecté d'obstacle au cours des matières intestinales ; la gastrotomie eut un heureux résultat, malheureusement le malade succomba quelque temps après des suites de la maladie qui avait nécessité l'opération. Deux autres maîtres en chirurgie de Rouen, Louis Le Gouey, auteur d'ouvrages oubliés de chirurgie, et Antoine Dufay, auteur d'ouvrages de botanique et de matière médicale, terminent cette revue de la chirurgie de Rouen au XVIIIe siècle.

La médecine a compté, à la même époque, parmi nous, d'illustres représentans ; celui dont le nom a survécu à l'oubli est surtout Lepecq de la Clôture.

Lepecq de la Clôture, grâce à la munificence de l'académie de Rouen, a trouvé dans notre confrère M. Max Simon, d'Aumale, un historien éclairé, un critique juste et sévère ; aussi aurons-nous peu de détails à donner qui ne vous soient connus ou qui n'aient été puisés dans cet excellent éloge, ou dans le travail de son rapporteur, M. Hellis. Après ces deux savans critiques, nous n'essaierons pas de discuter devant vous la doctrine de Lepecq de la Clôture, nous chercherons seulement à vous montrer l'ensemble de son œuvre et l'importance de ses études. Lepecq de la Clôture naquit à Caen en 1736 ; ce fut dans cette ville qu'il commença ses études médicales et qu'il prit le titre de docteur-régent; mais déjà le médecin avait senti que d'autres connaissances étaient indispensables pour achever son éducation médicale, c'est à Paris, à l'hôpital de la Charité, dirigé alors par des religieux, que Lepecq vint suivre plusieurs fois chaque jour la marche des maladies, et chercher dans l'observation répétée et attentive de chaque affection, les indications curatives. Déjà le futur médecin praticien se révélait à l'hôpital de la Charité, où ses conseils et ses avis étaient souvent invoqués par les bons religieux. Revenu à Caen, Lepecq fut nommé professeur de chirurgie; cependant il ne paraît pas s'être jamais consacré à cette partie de l'art médical, « c'est que Lepecq, » comme le dit M. Max Simon, dont nous empruntons les paroles, « fut toujours médecin, et ne fut jamais que médecin ; là fut toujours sa tendance, « là fut toujours le but qu'il s'efforça d'atteindre. Cette spécialité « d'études fut constamment et sera toujours le secret des hommes forts. Si l'on en excepte quelques têtes encyclopédiques « qui peuvent embrasser plusieurs sciences à la fois, toute intelligence qui aspire à reculer les bornes du savoir humain doit « choisir une voie et y marcher résolûment et sans dévier, c'est

« le moyen d'aller plus loin. » J'ai emprunté ces paroles à l'éloquent historien du médecin normand, car elles caractérisent parfaitement sa tendance.

Lepecq quitta Caen, se fit recevoir agrégé du collége des Médecins de Rouen, et se fixa en 1768 dans cette ville. Son mérite y fut bientôt apprécié, le collége le prouva par sa déférence envers ce médecin savant et honnête. Médecin désigné de l'Hôtel-Dieu, il fut bientôt nommé médecin de la généralité de Rouen pour les épidémies. Ces fonctions importantes lui fournirent les matériaux de ses observations célèbres sur les maladies épidémiques. Vous vous attendez peut être après avoir entendu l'histoire de la vie de Le Cat, que Lepecq ait trouvé également dans la reconnaissance de ses concitoyens la juste récompense de ses utiles travaux ? Il n'en fut malheureusement pas ainsi. Des lettres de noblesse accordées à Lepecq de la Clôture par le roi, suscitèrent l'envie ; emprisonné pendant la Terreur, il renonça à la pratique de la médecine et se retira à Saint-Pierre-des-Assifs, où il mourut en 1804. Sa famille vit encore au milieu de nous, et la ville de Rouen compte parmi ses descendans un de nos archéologues les plus distingués.

La vie de Lepecq de la Clôture fut moins agitée, moins brillante que celle de Le Cat. Le chirurgien, dévoré du désir de tout savoir, critique ardent, ne manquait de prendre part à aucune des luttes scientifiques qui agitaient son époque ; novateur et partisan de tous les progrès de la science, il tendait la main aux idées nouvelles. Le médecin, au contraire, nature calme et recueillie, patient observateur, inscrivait sur le titre de ses ouvrages le respect pour les traditions de l'antiquité. Cependant on aurait tort de croire que les préceptes d'Hippocrate et de Galien furent ses seuls guides ; il nous annonce lui-même que c'est de l'observation de la nature qu'il déduit exclusivement ses conclusions; mais oubliant ce point de départ, il admet bientôt comme démontrées des théories contestables et contestées, l'autocratie absolue de la nature, les crises, les jours critiques, etc. Les théories, les hypothèses n'occupent cependant qu'une place secondaire dans les œuvres de Lepecq ; son attention est principalement fixée sur l'interprétation des maladies, et c'est là surtout que se révèle tout le talent du médecin praticien ; en effet, les observations qu'il nous transmet quand même elles ne confirment pas les théories émises par l'auteur, nous retracent toujours fidèlement les caractères de maladies que nous pourrions encore dénommer aujourd'hui.

Lepecq, comme tous les médecins hippocratistes, s'occupe d'abord de décrire les lieux, les airs et les eaux; aussi nous a-t-il transmis un long traité sur la topographie de la Normandie entière, tâche énorme, pour laquelle ses fonctions de médecin des épidémies lui avaient permis de recueillir des observations; mais cette tâche était trop lourde pour un seul homme; aussi les renseignemens qu'il nous transmet sont-ils trop souvent assez vagues. Le *Traité des Eaux* est intéressant, non pas, messieurs, par les études sur la composition chimique des sources, mais par des détails qui prouvent que nous possédons des eaux minérales qu'on a trop négligées de nos jours. Je suis heureux de rappeler ici qu'un des membres de notre école, M. E. Blanche, dans sa dissertation inaugurale, a essayé, lui aussi, d'arracher à un coupable oubli les richesses hydrologiques de notre département.

L'étude topographique et médicale de la Normandie sert de préface à la relation d'épidémies dont les plus connues sont celles du Gros-Theil, de Louviers et des prisons de Rouen, descriptions d'une telle fidelité que les médecins de notre époque reconnaissent dans l'épidémie du Gros-Theil les symptômes et la marche de notre fièvre typhoïde actuelle, maladie que nous avons trop souvent l'occasion d'observer dans nos villes comme dans nos campagnes.

La thérapeutique, ce but suprême du médecin, était chez Lepecq sage et judicieuse; il y a peu à retrancher et à ajouter aux médications employées dans le traitement des fièvres typhoïdes de l'époque. Peu nous importe que Lepecq ait méconnu la nature des maladies, si les idées doctrinales n'imprimaient pas une fausse direction à sa thérapeutique. Ces quelques mots, qui sont à nos yeux le plus bel éloge du médecin normand, nous permettront de regretter que Lepecq, tout en interrogeant la vie, n'ait pas plus souvent scruté sur le cadavre les secrets de la maladie. Cette absence de renseignemens anatomiques dépend sans doute des circonstances dans lesquelles les observations furent recueillies. Ce n'est pas dans les hôpitaux, ces asiles de l'humanité, ces foyers de la science moderne, que Lepecq étudia les maladies, c'est au milieu des populations rurales, dans le cours d'épidémies, où les recherches d'anatomie pathologique n'étaient guère possibles. Aussi Lepecq a-t-il souvent méconnu le siége anatomique de l'affection. Cependant l'anatomie pathologique de la fièvre maligne avait été devinée par la rare sagacité de Le Cat, bien avant les recherches de Prost et celles de MM. Petit, Serres et Louis. L'anatomie pathologique, déjà créée, grâce à l'illustre Morgagni, n'attendait plus pour être fécondée que le génie créateur des Laennec et des Dupuytren. Science de dévouement où le médecin, oubliant ses répugnances et ses dangers, étudie les lésions cadavériques, et soumet à une confirmation nouvelle les données symptomatologiques. Vous savez en effet, messieurs les élèves, que plusieurs de vos maîtres et quelques-uns d'entre vous ont payé de leur vie ce dévouement à la science, et que chaque année voit s'accroître le nombre des victimes, trop souvent ignorées, qui ont sacrifié leur existence au progrès de la science.

J'ai essayé de vous montrer chez Lepecq de la Clôture le savant et le médecin ; j'aurai garde d'oublier de vous rappeler les rares qualités de l'homme. Au milieu de ces scènes de désolation, de ces épidémies désastreuses qui frappent nos populations, Lepecq éclate en sanglots douloureux, le calme du médecin disparaît, et le cœur sensible de l'homme compatit aux douleurs dont il est le témoin. Mais cette sensibilité du médecin normand n'est pas sans utilité pour nos populations ; il apporte, outre le remède de la science, les moyens prophylactiques de l'hygiène pour prévenir le retour de semblables fléaux.

C'est donc à juste titre que le nom de Lepecq de la Clôture, inscrit dans notre Hôtel-Dieu, rappellera aux générations futures que le médecin normand a bien mérité de la science et de l'humanité.

Le nom de Lepecq de la Clôture, comme celui de Le Cat pour la chirurgie, a éclipsé celui des autres médecins de ce siècle ; cependant, je dois vous en rappeler quelques-uns injustement oubliés.

Pinard, né à Rouen en 1713, étudia la médecine à Caen et à Paris ; il vint se fixer en 1742 dans notre ville, où il fut pendant cinquante ans médecin de l'Hôtel-Dieu et le premier professeur du cours de botanique, qui a compté et compte encore aujourd'hui de si illustres interprètes. Pinard n'a pas seulement bien mérité de notre ville par ses longs et utiles services ; le peu d'écrits qu'il nous a laissés révèlent un médecin éclairé ; je ne mentionnerai qu'un excellent mémoire, dont il est l'auteur, sur la fièvre putride, et qui fut publié dans le *Journal des Savans.*

Parmi les médecins de l'Hôtel-Dieu du XVIIIe siècle, nous citerons Rouelle et Roussel, Gosseaume, attaché à la fin du siècle aux établissemens de bienfaisance de la ville de Rouen ; Guillaume-François Tiphaigne de la Roche, qui ne nous est connu que par quelques travaux publiés dans les mémoires de l'académie de Rouen et un mémoire oublié de pathologie physiologique, titre curieux et qui devait, sous le nom de médecine physiologique, servir dans le siècle suivant de drapeau à la doctrine d'un illustre réformateur de la médecine. Adrien Larchevêque, médecin de Rouen à la même époque que de la Roche, était comme lui agrégé du collége des médecins ; d'après les renseignemens qui nous sont parvenus, Larchevêque était un homme instruit, versé dans la connaissance des langues modernes de l'Europe, genre d'instruction alors peu répandu et moins nécessaire qu'aujourd'hui, car la langue vulgaire n'avait pas encore servi dans les ouvrages de médecine, et il n'y avait guère que les chirurgiens, pour des raisons que vous devinerez facilement, qui avaient rompu avec la latinité et usé de l'idiome vulgaire dans la composition de leurs ouvrages.

Je termine cette étude de nos médecins en vous nommant deux médecins de l'Hôtel-Dieu : Néel et Pierre Chauffour de Boisduval, auteur d'une *Analyse des Eaux minérales de Rouen*, et qui mourut en 1772.

L'art des accouchemens n'a guère compté dans notre ville qu'un représentant dont le nom soit resté dans la science, c'est Jacques Mesnard, chirurgien juré de Rouen, ancien prévôt de la communauté, auteur d'un *Guide des Accouchemens*, publié en 1753, à Paris, et qui avait pour but de préconiser l'emploi du forceps dans l'art obstétrical : n'oublions pas enfin que Rouen a fourni à la Faculté de Paris un de ses premiers professeurs d'accouchement, Alphonse-Vincent-Louis Leroy, né en 1741, mort assassiné à Paris, en 1816 ; et, presque à la même époque, J.-B. Thillaye, élève de Le Cat, qui devint, lui aussi, professeur de bandages à la faculté de médecine de Paris.

Messieurs, ma tâche est terminée ; si j'ai trop présumé de mes forces en essayant ce rôle d'historien et de critique, vous voudrez bien, je l'espère, pardonner à ma tentative, en faveur de mon désir de rendre à nos prédécesseurs, à nos maîtres, le tribut d'éloges qui leur était dû.

FIN.

www.ingramcontent.com/pod-product-compliance
Ingram Content Group UK Ltd.
Pitfield, Milton Keynes, MK11 3LW, UK
UKHW022209190726
13855UKWH00004B/1681

9 782013 037846